Extrait de la TRIBUNE MÉDICALE. Nos 585, 588, 604.

DU

TRAITEMENT MÉCANIQUE

DES

MALADIES DE LA COLONNE VERTÉBRALE

PAR

L'application des CORSETS PLATRÉS

(MÉTHODE DE SAYRE)

PAR

Oscar JENNINGS

Docteur en médecine de la Faculté de Paris,
Membre du Collège royal des Chirurgiens de Londres, etc., etc.

PARIS
O BERTHIER, LIBRAIRE-ÉDITEUR
104, boulevard St-Germain.

1880

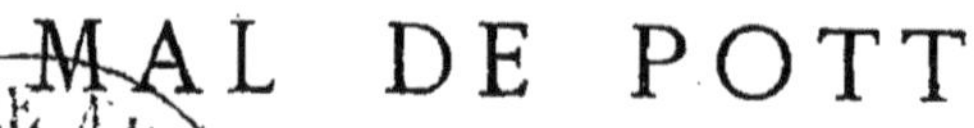

MAL DE POTT

TRAITEMENT MÉCANIQUE
DES
DÉVIATIONS DE LA COLONNE VERTÉBRALE

LA MÉTHODE DE SAYRE

On s'est beaucoup occupé dans ces derniers temps du redressement des déviations de la colonne vertébrale par la méthode qui porte le nom de son inventeur, M. Sayre, de New-York. Il nous semble que ce traitement n'a pas été accueilli en France aussi favorablement qu'il méritait de l'être. Certains auteurs, par exemple, n'ont su voir dans la méthode américaine que le renouvellement d'un procédé suranné et inutile, et ont cherché à renverser M. Sayre de son piédestal, en lui jetant à la tête les noms de Glisson, de Nuck et d'autres chirurgiens des trois derniers siècles. Il est vrai que la suspension cervico-axillaire ne date pas d'aujourd'hui : mais il fallait beaucoup de bonne, ou plutôt de mauvaise volonté pour considérer comme identiques, les méthodes de Glisson et de Sayre.

En effet, Glisson supendait ses malades, mais il se bornait à cela ; tandis que pour Sayre, la suspension n'est qu'un moyen commode pour redresser la colonne vertébrale pendant l'application de l'appareil plâtré, destiné à l'immobiliser. Pour bien saisir toute l'originalité de cette méthode, il ne suffit pas de connaître les travaux des anciens par les citations que l'on trouve dans les Traités d'orthopédie. Il faut remonter aux originaux. Si le traitement de Sayre n'était autre chose que la suspension, on pourrait dire, avec juste raison, qu'il avait été anticipé par Glisson, qui propose de suspendre l'enfant à l'aide d'une bande passant au-dessous des aisselles pour embrasser la poitrine, pendant que la tête est entourée par une autre bande passant sous le menton : deux anses sont destinées à recevoir les mains, de manière à ce que le poids du corps soit soutenu en partie par les mains, en partie par les aisselles, en partie par la tête (1).

Cet appareil ne diffère de l'appareil à supension, employé aujourd'hui, que par les deux anses destinées à supporter les mains : mais Glisson s'en servait autrement. Pour lui, la suspension était tout simplement une gymnastique, propre à redresser

(1) GLISSON. — *De Rachitide sive Morbo puerili qui vulgo « The Rickets » dicitur*, *London* 1660, p. 368.

« Artificialis corporis suspensio perficitur ope instrumenti « cujusdam pensilis ex fasciis ea arte formati ut pectus « sub axillis complectatur, caputque sub mento alia facia cir- « cumdet, manusque binis ansis excipiat, unde corporis onus « partim a pueri manibus partim a capite, partim ab axillis in « aere pendulum sustineatur, ita ut ab adstantibus non sine « voluptate huc illuc impellatur. Hoc exercendi genus multis « modis in hoc affectu conducere creditur. Etenim ad ossa « curva restituenda ad articulos deflexos erigendos, ad curtam « corporis staturam elongandam conducit. Quin etiam quod « et alia præstant exercitia calorem vitalem excitat, unaque « uberiorem alimenti ad partes externas primoque affectas « distributionem promovet, atque interim puellis huic exercitio « assuetis voluptatem potius quam molestiam creat. »

les os et les articulations déformés, à allonger la taille et à entretenir la chaleur vitale.

Le *collier de Nuck* (1), dont on a tant parlé, se composait d'un arc en fer portant un collier qui paraît, d'après la gravure à la fin de son livre, être fabriqué avec une peau de lapin. En parlant « De colli incurvati restitutione », Nuck conseille d'abord l'emploi d'un onguent ainsi formulé :

R. Ol Violar. Lumbricor de Later
Vulpin Axung Human vel
R. Ol Amygd. Lumbric a a ℥ i
Axung Human ʒ i i i
Ung Alth ℥ β.

Nous ne prétendons pas comprendre le sens de cette ordonnance, que nous avons copiée textuellement. Nous constatons seulement que la graisse humaine, et celle du renard, les vers de terre et l'huile de briques (de Later) paraissent y jouer un rôle prépondérant.

« Hisce vel similibus, dit-il, pars non tantum « contracta sed et relaxata quotidie illinatur, dein « ter quaterve singulis diebus ex instrumento. « Torques dicto quadrantis horæ spatio suspenda- « tur patiens quibus tamdiu continuandum donec « ejus caput pristino iterum statui fuerit restitu- « tum. »

Ainsi, des frictions quotidiennes avec un composé bizarre sont, aux yeux de Nuck, un complément indispensable de sa méthode d'extension.

On peut ajouter que Nuck ne préconisait ce

(1) A. NUCK. — *Operationes et Experimenta Chirurgica, Lugduni Batavorum* 1733, p. 85.

traitement que dans les cas de torticolis par spasme ou paralysie des muscles sterno-mastoïdiens.

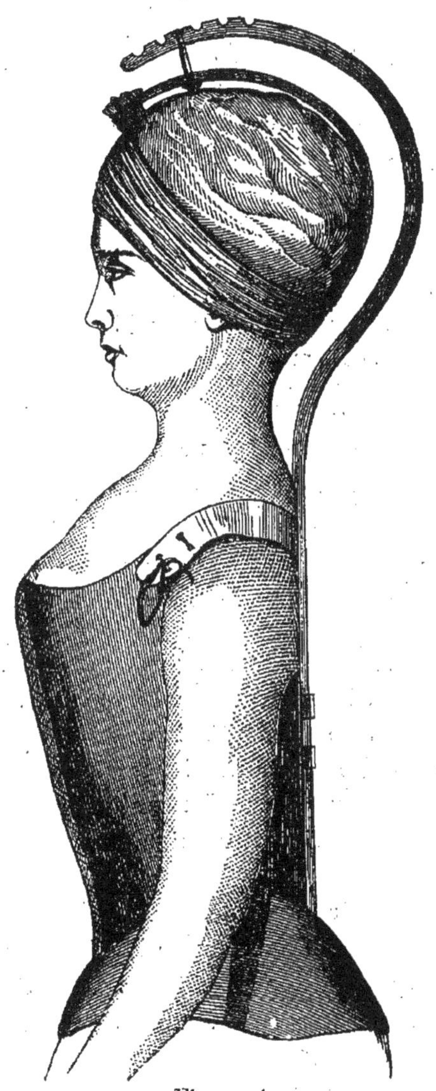

Figure 1.

La machine de Roux ressemblait assez au corset de Sayre. Elle était composée de trois pièces :

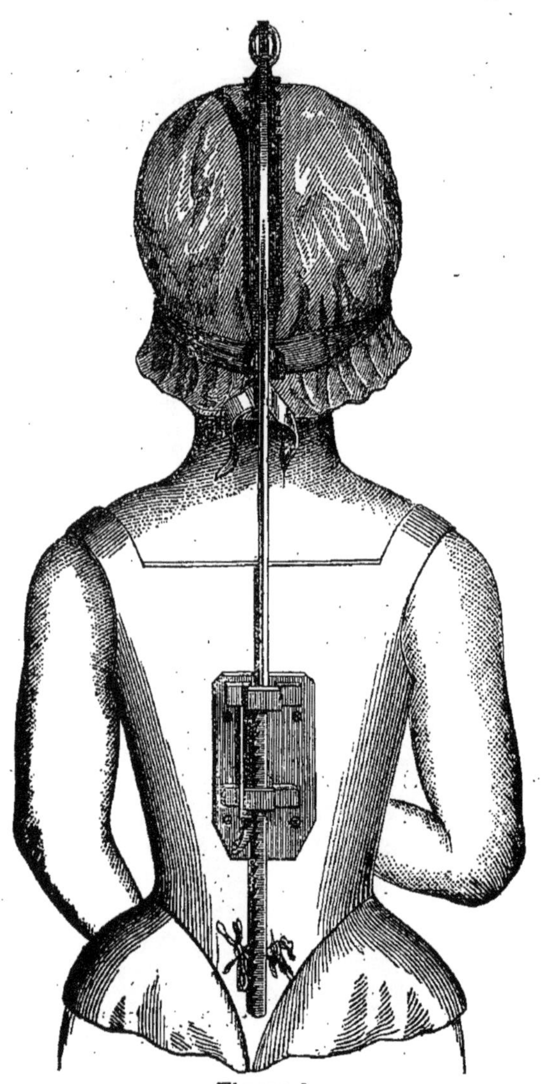

Figure 2.

une ceinture, une colonne et une fourche. Le sujet portait un corset en fer-blanc, se terminant en bas par une sorte de coquille faite de manière à s'adapter exactement au contour des hanches. Quand la taille était serrée par la ceinture de l'instrument, l'occiput du malade reposait sur la fourche. Une crémaillère située dans la colonne l'allongeait à volonté et opérait ainsi le redressement.

Le Vacher apporta une modification importante à cet appareil, en substituant à la fourche une *minerve* qui ressemble absolument au *jury-mast* de Sayre. La représentation de sa machine se trouve dans son ouvrage (1).

Depuis Hippocrate, qui en fait mention dans son traité des articulations (2), on s'est servi des lits orthopédiques pour faire l'extension horizontale. Oribase (3), qui parle de l'emploi de la machine d'Hippocrate pour la réduction des courbures de la colonne vertébrale, ajoutait un levier à refoulement. C'est par ce moyen que François Ranchin tenta de redresser madame de Montmorency, qui avait une bosse due « à la luxation de deux vertèbres par un catarrhe tombé du cerveau sur l'épine. » Il fit placer cette dame dans une presse à linge ; mais, n'ayant obtenu aucun résultat malgré la suffocation imminente de sa malade, « il trouva bon d'employer un cric, et la malade ne le trouva pas mauvais. »

(1) Le Vacher de la Feutrie. — *Traité du Rakitis ou l'Art de redresser les enfants contrefaits.* Paris, 1772.

(2) Hippocrate. — *Trad. de la Sydenham Society.* Vol. I p. 613, London, 1849.

(3) Oribase. — *Trad. Bussemaker et Daremberg.* Vol. IV, p. 447, Paris, 1862.

Au commencement du siècle, on apporta de grands perfectionnements à la construction de ces lits. On en trouvera la description dans l'orthopédie clinique de Maisonabe (1). Au couvent du Sacré-Cœur où il y avait, à cette époque, une véritable épidémie de scolioses parmi les pensionnaires, on avait presque découvert la méthode de Sayre. Un chirurgien anglais, John Shaw, cité par Bishop (2), fit un voyage à Paris en 1823 pour étudier cette question. Il rapporte que dans ce couvent on soumettait les malades à une extension horizontale qui durait toute la nuit et très-souvent une partie de la journée suivante. *Ensuite on opérait avec un appareil vertical et le redressement achevé, on appliquait un corset ou une cuirasse.*

Citons, à titre de curiosité, la chaise de Darwin, décrite dans sa *Zoonomia*, la machine de Heine (3) qui suspendait le malade par la tête, laissant plonger le corps dans une piscine d'eau de mer, — et le plan incliné de Shaw. On peut encore mentionner l'appareil de ce dernier pour pratiquer en même temps l'extension active et passive. Il se composait du « Hinkley collar » qui n'était autre chose que le collier de Nuck. Les bandes latérales se réunissaient par-dessus la tête et se terminaient par un crochet qu'on fixait dans l'anse pendante d'une corde double. Les extrémités de cette

(1) *Orthopédie clinique sur les difformités dans l'espèce humaine*. Paris, 1834.

(2) *The Causes Pathology and Treatment of Deformities in the Human Body, par John Bishop* in *The Lancet*. 1848, vol. I, p. 574.

(3) Cité par M. J. Little, dans son ouvrage « *On the Deformities of the Human Frame* ». London, 1853.

corde passaient sur deux poulies et se terminaient par deux manches juste à la portée du sujet, qui en tirant par les mains de haut en bas, se relevait ainsi en l'air.

Nous terminerons notre esquisse historique par la description d'un apparail amidonné imaginé par le docteur Kuhn, (de Gaillon) et décrit dans la *Gazette des Hopitaux* (1). « Je fais mouler, dit l'auteur, le dos du sujet couché sur le ventre et dans la position la plus redressée possible; le moule comprend les parties postérieures et latérales du tronc depuis le bas de la région cervicale jusqu'à environ 2 centimètres au-dessous des crêtes iliaques (plus ou moins haut ou bas suivant les exigences du cas particulier), en ayant soin de bien prendre le dessous des aiselles. Le moule pris, je fais sécher le plâtre, et puis j'applique mon appareil amidonné sur le plâtre en commençant par étendre une peau de chamois ou de basane légèrement humectée, qui se prête à merveille à toutes les saillies et anfractuosités du moule. Par-dessus cette peau viennent les bandes amidonnées en carton mince ou en papier.

« Imbriquées et entre-croisées en couche d'environ 3 millimètres d'épaisseur, en ayant soin de ne pas laisser trop d'inégalités à la surface extérieure, ces bandes sont recouvertes à leur tour d'une pièce de coutil de bonne qualité, le tout est ensuite fixé exactement et solidement au moyen de tours de bande, et abandonné à la dessiccation; l'appareil forme ainsi une espèce de plastron, de cara-

(1) Kuhn. — *Gazette des hôpitaux*, 1858, p. 179 et Article *Rachis Dict. Encyclop. des sciences médic.* Troisième série. Tome I, Paris, 1874.

pace exactement moulé sur toutes les saillies et anfractuosités du corps, et qui, pour ce motif, est mieux supporté qu'aucun autre. Je le fais compléter en avant par un demi-corset élastique fixé aux enveloppes du plastron, lacé sur le devant, et garni de baleines longitudinales, des épaulettes mobiles croisées au-devant de la poitrine servent à maintenir la partie supérieure du tronc contre le plastron. »

Tels sont en définitive les efforts tentés par les prédécesseurs de Sayre pour le redressement de la colonne vertébrale (1).

Nous allons maintenant étudier la méthode du chirurgien américain et nous chercherons à montrer en quoi consiste la véritable originalité de son traitement.

Le point de départ du mal vertébral, pour Sayre, est toujours un traumatisme ; il rejette complètement l'opinion adoptée qu'il dépend d'une diathèse strumeuse. On l'observe souvent, dit-il, chez les sujets tuberculeux, *mais, même dans ce cas, le traumatisme est une condition nécessaire de son développement*. Partant de ces idées théoriques, Sayre applique aux caries de l'épine le traitement habituel d'une jambe malade et, tout en permettant au sujet l'exercice et la vie au grand air, il immobilise

(1) Nous omettons à dessein toute considération de l'appareil de Taylor, le traitement mécanique le plus rationnel, selon notre opinion, qui ait été trouvé avant Sayre. Pour la description de cet instrument nous renvoyons nos lecteurs aux ouvrages de cet auteur. « *Brief Description of models and Specimens*, etc., *for the Treatment of Deformities*. New-York, 1867, et à la thèse d'agrégation sur le mal vertébral du docteur Gustave PUEL. Paris, 1878.

par son appareil les parties lésées. Quelques chirurgiens ont été tellement stupéfaits par ses notions théoriques sur l'étiologie du mal de Pott, qu'ils paraissent n'avoir rien compris à son traitement.

L'idée d'immobiliser le rachis, dans la maladie en question, disent-ils, remonte à la plus haute antiquité ; Glisson et Nuck ont suspendu des malades. — Par conséquent, il n'y a rien de nouveau dans le traitement du mal de Pott par les corsets plâtrés, appliqués pendant l'extension. Ce traitement a été expérimenté à Paris (très imparfaitement, il est vrai) deux ou trois fois, et le chirurgien américain l'a pratiqué sur deux malades à l'hôpital des enfants : le résultat a été déplorable ; il en résulte que l'on doit être *trés incrédule à l'endroit des succès de M. Sayre,* et que l'on doit considérer comme suspectes les guérisons remarquables obtenues tous les jours en Allemagne, en Amérique et en Angleterre. Tels sont les arguments employés dans quelques-unes des critiques qui ont paru dernièrement sur cette question.

On peut facilement répondre à ces appréciations : quant à la priorité, M. Sayre n'a jamais revendiqué l'invention de l'appareil à suspension ; il lui fallait un instrument de ce genre pour appliquer commodément le corset plâtré, et M. Reynders, de New-York, auquel il s'est adressé, a réinventé l'appareil de Glisson, dont nous avons donné plus haut la description. En ce qui concerne l'application des bandes plâtrées, nous avons mentionné le demi-corset de Kuhn, qui a le plus de resssemblance avec la cuirasse actuelle. C'était une carapace semblable qu'employait Sayre jusqu'à la fin de 1874.

« J'ai eu pendant plusieurs années, dit-il, l'habitude, pour le traitement de la maladie de Pott, de mettre mes malades en carapace (of turtleshelling patients, as I called it), d'employer le plâtre, enveloppant ainsi la moitié ou les deux tiers de l'épine dorsale dans un appareil inamovible, après avoir fait une extension convenable en couchant le malade en travers sur mes genoux.

« Les bords de la carapace étant alors réunis au moyen de bandes élastiques passant transversalement sur le devant du corps, le support était ainsi formé et les mouvements respiratoires pouvaient se faire sans gêne.

« Ayant étudié le sujet pendant quelque temps et examiné avec le plus grand soin s'il convenait d'encaisser le tronc dans un appareil de plâtre, j'avais finalement résolu de faire l'expérience aussitôt que l'occasion favorable se présenterait. »

Au mois de novembre 1874, Sayre fit sa première expérience sur un enfant de quatre ans, ayant une gibbosité comprenant les trois dernières vertèbres dorsales et la première lombaire. Il y avait en même temps une paralysie partielle du rectum et d'une jambe. La tentative fut heureuse, et six mois après, l'enfant marchait sans difficulté et se portait bien.

Le but principal de la méthode de Sayre est d'amener l'immobilité des parties lésées de la colonne vertébrale, tout en permettant au malade la vie au grand air et la liberté de ses mouvements. Il ne lui permet jamais la position verticale avant d'avoir ajusté quelque support artificiel, capable d'empêcher une pression quelconque sur les corps des vertèbres affectées. Ce but pourra être atteint en redressant la colonne vertébrale de manière que le poids du corps soit supporté par les apophyses transverses et non par les corps vertébraux... Ce résultat ne peut être obtenu qu'en ajustant exactement un appareil sur le corps même lorsqu'il est étendu.

L'auteur de l'article Rachis du dictionnaire encyclopédique des sciences médicales, M. le docteur Michel, a très bien démontré, sans intention, il est vrai, l'utilité de cette méthode. « Le mouvement au grand air, dit-il, l'exercice conviendraient généralement à ces tempéraments scrofuleux, la lésion elle-même commande l'immobilité. » Il ajoute que les plus grands chirurgiens sont tellement divisés sur cette question que « Boyer, Samson, Bouvier et Nélaton laissent certaine liberté à leurs malades, tandis que Boinet, Delpech, Ferdinand Martin recommandent une immobilité absolue. »

On aurait pu supposer qu'un traitement qui réunit à la fois l'immobilité des parties malades et l'exercice au grand air eût été approuvé par cet auteur : mais il n'en est rien.

Se fondant sur deux ou trois insuccès rapportés par un collègue et obsédé par l'idée fixe que toute la méthode de Sayre se trouve réduite à la suspension, il cite Glisson et Nuck en termes qui prouvent le peu d'attention qu'il a apporté à la lecture de leurs ouvrages. Il admet cependant que la pensée de provoquer l'ankylose par l'emploi d'un appareil inamovible semble être plus personnelle au chirurgien américain. Mais, comme M. de Saint-

Germain et M. Dally (1) ont été peu heureux dans leurs expériences, il nous faut maintenant, selon M. Michel, devenir incrédule à l'endroit des succès de Sayre.

On peut très bien comparer entre eux les systèmes de Sayre et de Lister. Partant d'une hypothèse qui peut être vraie ou fausse, chacun a réuni les éléments de son traitement, et les aérigés en une méthode. Si Sayre n'est pas l'inventeur de la suspension cervico-axillaire, ce que, du reste, il n'a jamais soutenu, il est le premier qui l'ait employée pour redresser la colonne vertébrale pendant l'application du corset plâtré qu'il a imaginé.

Les résultats obtenus en Amérique et en Angleterre démontrent à l'évidence l'avantage de son traitement. Si on est moins heureux en France, il n'est pas difficile d'en indiquer la raison. Ainsi que Lister, Sayre insiste sur une foule de détails dont l'observation est nécessaire pour assurer le succès. Avant de poser les bandes il faut revêtir le sujet d'un maillot spécial.

Les bandes elles-mêmes doivent être formées d'un tissu particulier, tissu que nous n'avons pas pu trouver à Paris. Il y a des règles à observer

(1) M. Dally a peut-être changé d'opinion, mais voici comment il s'exprimait à l'égard du traitement en question dans le mal de Pott : « Toutefois en ayant rendu justice à M. Sayre en ce qui touche son *ingénieuse application du bandage plâtré pendant la suspension cervico-axillaire dans la déformation angulaire,* je ne peux lui accorder aucune priorité pour ce qui est de ce procédé dans le traitement des déformations habituelles (*ab habitudine*) du corps ».

La suspension cervico-axillaire associée au bandage du corps, permanent, inamovible, devient aussi pernicieuse dans la scoliose *qu'elle est avantageuse dans la déformation angulaire aiguë.* »

même en mouillant les bandes plâtrées, et leur application demande une certaine dextérité. Le plus souvent on serre trop le malade et, l'opération achevée, on est obligé d'enlever le corset. D'autres fois il se déplace, parce qu'on ne le porte pas assez bas.

Quand la gibbosité est ulcérée ou qu'il existe un abcès, il faut pratiquer une ouverture dans la cuirasse, ce qui n'est pas facile si on a négligé de suivre le *rite sayrien* dans les moindres détails.

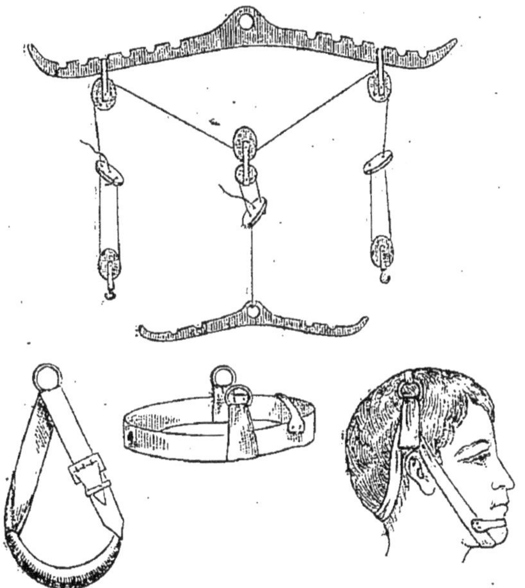

Figure 3.

Pour beaucoup de chirurgiens ces détails ne sont que des puérilités. Les produits spéciaux leur paraissent aussi peu nécessaires dans ce traitement que dans celui de Lister : mais en somme, le succès ou l'insuccès est là. Chez un de nos malades, nous avons négligé les « cérémonies cabalistiques » terme appliqué par un de nos confrères à toutes ces minuties, qui, cependant, sont indispensables pour pratiquer l'ouverture qui doit correspondre au siège d'une ulcération, et le résultat a été compromis par cette omission. Une autre fois, ayant laissé le *dinner-pad* à demeure jusqu'à ce que le corset fût séché, nous nous sommes vu obligé de le trépaner à la région stomacale.

Les lecteurs de la *Tribune médicale* (1) connaissent déjà l'application du corset, mais les figures que nous donnons la rendront plus claire encore.

L'appareil à suspension que nous avons adopté a été imaginé par M. Golding-Bird de *Guy's Hospital* (2). Il est de beaucoup préférable à l'instrument américain (ou glissonien si l'on veut).

Par un système de poulies arrangées d'une certaine manière, la tension se trouve également répartie sur les bras et sur la tête. Cela a lieu quand l'angle formé par la corde, traversant la poulie centrale est de 120 degrés (voyez la figure). Pour varier la tension dans l'appareil de Sayre, il faut allonger ou raccourcir les courroies. Dans l'appareil de Golding-Bird, au contraire, la variation de tension se fait en modifiant la longueur de la corde unissant la poulie centrale à la barre transversale supportant le licol par un mécanisme des plus simples et qu'un coup d'œil sur la figure expliquera.

(1) Voir les articles du docteur Henriet, n°s 578 et 579.

(2) Cet appareil a été décrit et figuré dans *The British medical Journal* du 21 septembre 1878. Nous avons à remercier M. Golding-Bird de sa complaisance en nous prêtant le bois d'une de nos figures, et de la bonne volonté qu'il nous a témoignée en nous donnant les renseignements que lui suggérait sa pratique étendue.

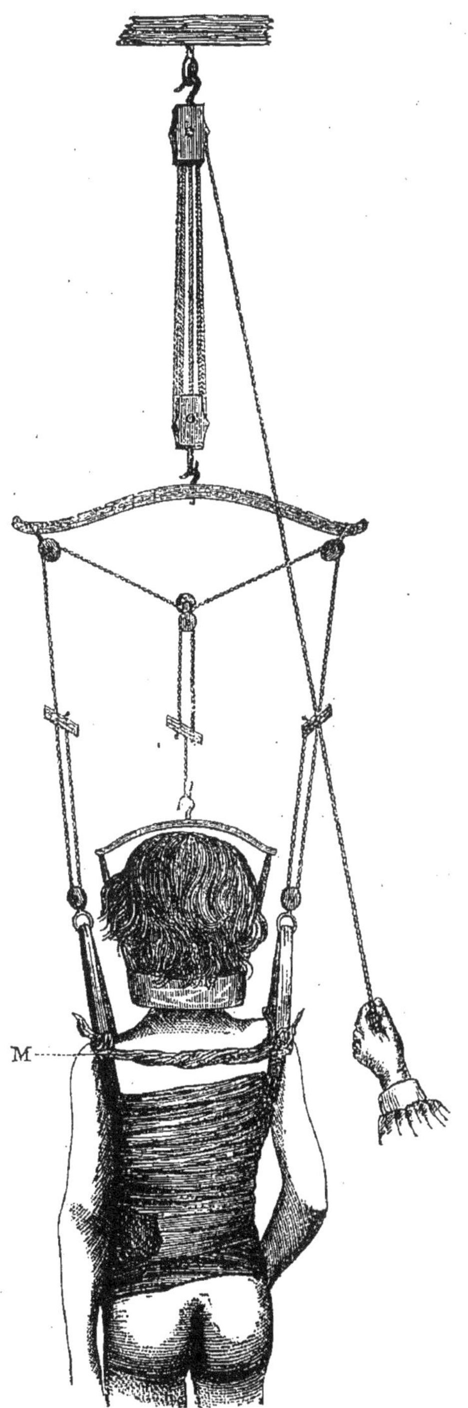

Figure 4.

On comprend facilement qu'à mesure que l'angle mentionné devient plus aigu, la traction exercée sur la tête devient plus considérable.

Cette traction selon M. Golding-Bird doit être aussi forte que peut le supporter le malade et nous nous rangeons entièrement à son opinion.

Le licol de M. Golding-Bird présente aussi un avantage réel. En faisant avancer ou reculer les bandes latérales, la tension sur l'occiput ou sous e menton se trouve modifiée beaucoup plus facilement qu'avec les courroies de Sayre. Nous prions encore le lecteur de se reporter aux figures qui accompagnent cet article (1).

On a apporté bien d'autres modifications que celles que nous avons déjà indiquées à la méthode originale d'extension de la colonne vertébrale, telle qu'elle est appliquée par Sayre, mais la plupart de ces prétendus perfectionnements ne nous paraissent pas bien utiles. Certains chirurgiens anglais ont rejeté les bandes plâtrées de tarlatane qu'on emploie le plus généralement et les remplacent par un corset en feutre (poro-plastic jacket) (2), qui est moulé sur le malade et lacé par devant.

On comprend très bien que les fabricants de ces corsets, qui sont, du reste, d'un prix assez élevé, ne manquent jamais de les conseiller aux malades qui tombent entre leurs mains. Quant à nous, nous donnons toujours la préférence à la carapace plâ-

(1) On verra dans la figure que les anses qui supportent les bras sont réunies par un mouchoir (M), idée qui nous a été suggérée par l'ingénieux parent d'u enfant que nous avons soigné.

(2) Voir *The British medical Journal*, août 24, 1878.

trée ; aussi est-elle employée en Angleterre par tous les praticiens qui se donnent la peine de diriger eux-mêmes le traitement de leurs malades.

Il nous paraît singulier qu'on ait pu trouver la suspension cervico-axillaire, *insensée*, et *barbare* ; mais telles sont les expressions qui lui ont été appliquées par un médecin adversaire de la méthode, dont l'appréciation est fondée en grande partie sur l'opinion défavorable de M. de Saint-Germain. Nous dirons ici que l'article de ce dernier sur la visite de M. Sayre à son hôpital, ne peut qu'induire en erreur ceux qui le consultent. Les deux chirurgiens ne se sont pas compris. Nous avons vu M. Sayre le jour même, et il nous a prédit l'insuccès de l'opération qu'il venait de pratiquer, uniquement pour faire connaître les détails de sa méthode, quoique manquant du matériel nécessaire pour assurer un résultat satisfaisant.

On ne doit, par conséquent, porter ce résultat, que M. de Saint-Germain a qualifié de déplorable, ni à l'actif, ni au passif de la méthode que nous étudions.

En présence des guérisons remarquables constamment obtenues à l'étranger, de nouvelles expériences sont à faire, et nous sommes convaincu que ceux qui voudront bien se conformer aux règles posées par Sayre, *finiront* par adopter ce traitement, en dépit des idées théoriques qui supposent *a priori* son inutilité. Nous avons dit *finiront* parce qu'il est très-probable que les premières tentatives ne réussiront pas. L'homme le plus expérimenté, même en ayant dans la main tous les produits nécessaires, peut facilement échouer à tel point que le corset une fois séché, il ne reste plus qu'à l'enlever, quitte à recommencer. Dans un cas rapporté par Sayre lui-même (1), quatre corsets furent successivement appliqués, et ce ne fut qu'après trois insuccès que la quatrième tentative réussit parfaitement.

Quand un malade a été convenablement carapacé, l'amélioration ne se fait pas attendre, et c'est là un point capital à signaler. Le sujet sent *immédiatement* que la disposition mécanique de son rachis a été modifiée, et cela, d'une manière agréable. Aussi voit-on très souvent disparaître, séance tenante, des troubles moteurs et sensoriels qui étaient dus à la compression de l'axe nerveux.

L'enfant, car le plus souvent il s'agit d'un enfant, « *respire plus facilement* », — il « *dort mieux* », — les « *accès fébriles nocturnes avec sueurs cessent* ». Il reprend ses forces, « *engraisse, ses chairs deviennent fermes et rosées* », et en même temps que s'opère ce rétablissement de la santé, le caractère change : « *il devient moins maussade* ».

Une thèse de Paris (2) vient maintenant démontrer que Sayre n'a nullement exagéré la valeur de la méthode, et les phrases que nous venons de souligner sont tirées de ce travail.

Il en est du traitement de Sayre comme de

(1) *Spinal Disease* et *Spinal Curvature*, observation XXII.

(2) Contribution à l'étude du Traitement du Mal de Pott, par Elie Barthez, Paris, 1880. L'auteur conseille, d'après M. de Saint-Germain, de protéger la gibbosité à l'aide d'un *cornplaster*, ce qui pourra bien être utile dans certains cas. Il conclut que la méthode peut rendre de réels services *dans la période aiguë du mal de Pott*, et que son emploi sera suivi de véritables succès dans cette période douteuse subaiguë intermédiaire entre la réparation incomplète et la consolidation absolue.

ces vérités scientifiqnes dont parlait tout récemment M. le professeur Peter : « Elles ne font leur « chemin dans le monde, qu'après avoir passé par « deux périodes successives, l'une de doute ou de « négation, l'autre d'acceptation. Dans la première « période, à la vérité, qui s'affirme, il en est qui « répondent, ce n'est pas possible, ce n'est pas « exact. Puis quand la conviction s'est faite, que « la vérité s'impose, que l'on est arrivé à la pé- « riode d'acceptation, il s'en trouve d'autres, pour « dire c'est vrai, mais ce n'est pas nouveau. » Pour nous, la méthode de Sayre est nouvelle, elle est vraie, et elle fera son chemin.

Nous avons reproduit dans la figure ci-jointe, les tracés se rapportant à cinq observations qui se trouvent parmi les nombreux cas de guérison, consignés dans l'ouvrage de Sayre. L'artiste a voulu condenser, pour ainsi dire, son travail, et a produit un schema tant soit peu complexe, et qui suggérerait au premier abord le tracé graphique qu'on obtiendrait, si l'on cherchait à enregistrer un cauchemar alcoolique. On verra cependant que les lignes sont disposées par paires, et, tandis que la ligne noire représente le contour du rachis avant l'extension, la ligne pointillée correspondante, indique l'étendue du redressement obtenu par cette opération.

Nous ne pouvons reproduire ici que très sommairement les observations qui se rapportent à notre figure.

E. — C.E.W., 19 ans. Le 14 avril 1875, après une suspension de cinq minutes, qui produisit une diminution notable (voyez la figure) de la difformité, on applique le corset de plâtre... Soulagement parfait... Accroissement de trois quart sde pouce en hauteur.

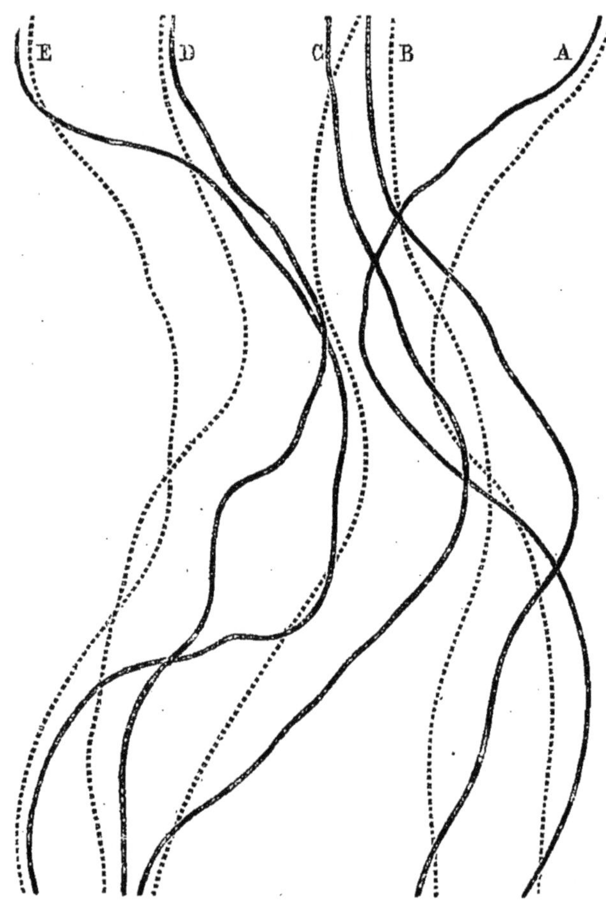

17 mai. —Lecorset oaccsionna de la douleur au-dessus ces hanches, fut retiré et un nouveau appliqué, qui donvenait parfaitement.

B. — W. A. L., 4 ans. Huitième, neuvième et dixième vertèbres dorsales malades depuis huit mois... Deux écorchures sur les vertèbres proéminentes.

10 février 1876. — Corset plâtré... — 10 mai. L'enfant

a été parfaitement bien depuis cette application. Ni indigestion ni douleur. Aucune douleur dans les intestins dont le malade se plaignait sans cesse auparavant.

1er octobre. — La consolidation paraît complète, mais par précaution on applique un autre corset.

1er janvier 1877. — Parfaitement bien avec une légère courbure.

C. — M. L. D., 10 ans. — 10 septembre 1875. Application du bandage de plâtre. La malade se trouve tout à fait soulagée et peut marcher sans support.

Janvier 1877. — Elle est parfaitement bien portante.

D. — A. R., 8 ans. Il y avait dans le dos une petite ouverture à travers de laquelle une sonde pénétrait de trois pouces trois quarts à droite, de deux pouces et demi, en haut et bas.

18 avril.— L'abcès fut ouvert librement.

19 avril. — Application du corset en pratiquant une ouverture pour l'écoulement du pus. Ce qui procure un soulagement parfait et permet à la malade de marcher sans support. En novembre, l'abcès était guéri et en juin 1877 : « Entière guérison, mais avec quelque difformité. »

A. — F. B., le 4 juillet 1868, à l'âge de 2 ans et 3 mois, fit une chute. Trois mois plus tard, on consulta plusieurs médecins ; l'un conseilla l'usage d'une ceinture ; un autre prescrivit le repos, au lit, pendant un an ; un troisième, qui avait fait une spécialité des maladies du dos, proposa l'emploi de sa ceinture, et conseilla également de tenir l'enfant sur le dos. Au bout de dix mois, l'enfant était entièrement paralysé des membres inférieurs, les pieds retirés en arrière jusqu'à toucher presque les mollets, la courbure du dos plus prononcée et la région des reins plus sensible... Elle resta paralysée pendant trois ans ; enfin, la paralysie diminua sans traitement, mais la courbure devint plus accentuée.

Trois corsets furent appliqués avant que l'enfant eût été mieux. Un mois plus tard, elle avait gagné de l'embonpoint et était devenue plus gaie ; sa figure avait toutes les apparences de santé et, elle était si complètement changée, que tous ses amis en firent la remarque. Au mois d'août, l'amélioration continuait.

Le cas suivant, que nous empruntons à la thèse déjà citée de M. Barthez, encouragera les praticiens qui seraient tentés de mettre la méthode à l'épreuve. Il démontre que des résultats satisfaisants peuvent s'obtenir à Paris tout aussi bien qu'à New-York :

Mademoiselle Berthe X..., âgée de 10 ans et demi, était atteinte de mal de Pott dorso-lombaire, depuis l'âge de 6 ans ; gibbosité légère et abcès par congestion à la région inguinale gauche. M. Alphonse Guérin qui l'a soignée après l'avoir mise dans une gouttière de Bonnet pendant un peu plus d'un an, a ensuite remplacé cet appareil par le corset de Sayre ; à l'aide de ce nouvel appareil, la petite malade a pu aller passer trois hivers à Menton et, aujourd'hui, après trois ans et demi de ce traitement, l'abcès inguinal est guéri, la gibbosité a presque complètement disparu ; l'enfant peut marcher sans la moindre douleur ; on peut donc la considérer comme guérie, et la mise du dernier corset, il y a un mois, peut être considérée comme un surcroît de précaution.

M. Golding Bird nous communique plusieurs observations que nous ne pouvons, faute d'espace, insérer ici. Nous rapporterons seulement un fait :

R. L..., 8 ans. Octobre 1877. — Historique d'une période de deux années ; douleur dorsale ; gibbosité dans la région dorsale inférieure, avec tous les symptômes habituels ; corset appliqué ; après quoi, disparition des douleurs ; l'enfant se tient droit, il marche aisément.

Février, 1878, — nouveau corset. — Juillet, 1878, — nouveau corset. — Septembre, 1878, — l'enfant est guéri. La gibbosité a disparu.

Dans sa réponse à une lettre que nous lui avons écrite, à ce sujet, M. Réginald Harrison, chirurgien distingué de Liverpool, relate le cas suivant :

« Une dame, atteinte de mal de Pott dans la région « dorsale inférieure, avec une gibbosité augmentant « rapidement, et occasionnant de vives douleurs, nous « consulta. Les jambes sont engourdies et la marche « presque impossible. — Traitement par suspension et « application du corset plâtré. — Six mois après, elle « est apparemment guérie ; elle fait de longues prome- « nades; la sensibilité des jambes est normale ; elle se « trouve cependant si bien à l'aise dans sa carapace « qu'elle ne veut pas l'enlever. »

M. Harrison ajoute : « Ma propre expérience à « l'hôpital et dans la clientèle, justifie pleinement « tout ce que j'avais pu espérer en faveur de ce « système ; et je le considère comme un de ces « progrès chirurgicaux qui feront marque dans « notre époque. »

Cette opinion, qui est aussi celle des praticiens anglais, ne paraîtra pas exagérée à ceux qui auront lu l'excellent compte rendu qu'a publié l'éminent M. Guéneau de Mussy dans l'*Union médicale* et où il fait si bien justice des objections théoriques soulevées par les adversaires de la méthode.

Parmi ces adversaires, M. Jules Guérin est un des plus acharnés ; et nous avons le regret de constater la manière peu courtoise dont l'éminent académicien apprécie les travaux d'un homme justement considéré en Amérique et en Angleterre. Nous espérons que lorsque M. J. Guérin aura approfondi davantage, et mieux compris la méthode qu'il critique avec trop peu de sang froid, il lui reconnaîtra les avantages, qu'il nous paraît impossible à tout esprit impartial de lui dénier.

PARIS. — IMP. VICTOR GOUPY, RUE DE RENNES, 71.

www.ingramcontent.com/pod-product-compliance
Ingram Content Group UK Ltd.
Pitfield, Milton Keynes, MK11 3LW, UK
UKHW020446220726
13923UKWH00005B/2360